MAINTENIR SES DENTS SAINES, C'EST CONSERVER SA SANTÉ BONNE.

L'ART D'ÊTRE SON DENTISTE ET CELUI DE SA FAMILLE,

Par H. SAINT-PIERRE, Dentiste

A PARIS,

Rue du Faubourg Saint-Denis, 155.

Cet ouvrage met l'ART DU DENTISTE à la portée de tout le monde; il est indispensable aux pères et mères et aux chefs d'institutions.

Les secrets des diverses compositions de dentifrices, soit contre les affections des gencives, soit contre le mal de dents, y sont dévoilés.

Chaque procédé qu'il y enseigne est expérimenté avec succès par vingt années de la pratique de l'auteur.

Il en conseille l'usage à ceux qui veulent posséder leurs dents sans jamais en souffrir. Ils se garantiront ainsi des causes qui occasionnent les maladies et la perte de ces précieux organes.

On y trouve aussi des notions bien détaillées sur les meilleurs moyens à employer pour nettoyer, avec adresse et légèreté, les dents les plus incrustées de tartre (nommé communément *chancre*).

Il y a joint aussi l'indication des Procédés qui réussissent le mieux pour assainir les dents qui sont attaquées par la carie.

Ceux qui sont nécessaires pour oblitérer avec soin les cavités des dents (ce qu'on appelle vulgairement plomber), sont enseignés avec les secrets de leur composition.

Les mères sont guidées dans les soins à suivre pour éviter aux enfants les douloureux effets de la carie des dents de lait, et pour diriger le placement parfait de la deuxième dentition.

On y trouve des observations sur l'extraction des dents et des racines, et sur les avantages que procurent les dents artificielles, soit pour la santé et la prononciation, soit pour le soutien des autres dents, quand les pièces sont ajustées avec tous les soins nécessaires.

PRIX DU VOLUME : 1 fr. 50 c.

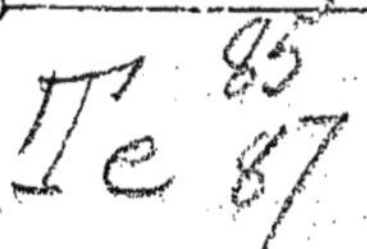

L'ART D'ÊTRE SON DENTISTE

ET CELUI DE SA FAMILLE.

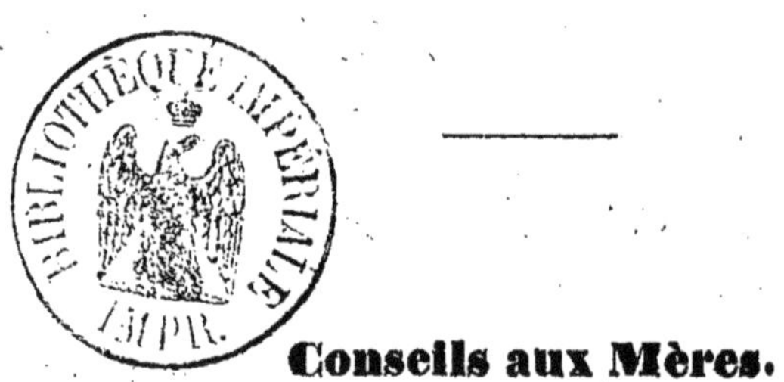

Conseils aux Mères.

J'adresse quelques règles de conduite aux femmes, que la nature va rendre, ou qu'elle a déjà rendues mères, parce qu'elles sont particulièrement les principaux moteurs de la bonne ou de la mauvaise constitution des enfants, selon le régime qu'elles suivent, le genre d'existence qu'elles ont adopté, ainsi que l'état habituel de leur santé. Elles verront sans doute avec plaisir que je m'attache à répandre la connaissance des causes et celle des désastreux effets qu'ils produisent, afin qu'on puisse se prémunir contre les ravages qu'ils opèrent, parce que, quels soins qu'on apporte après leur envahissement dans l'être formé, il est impossible de rectifier complétement le tempérament d'un enfant, dont le corps est composé par des mauvais principes vitaux, qui peuvent aussi venir du père.

On ne doit pas s'étonner que je fasse coïncider la bonne constitution du corps avec celle des dents, parce qu'il y a beaucoup de rapport entre elles. Un enfant noué ou ra-

1856

chitique ne peut avoir d'aussi bonnes dents que celui qui possède une bonne santé, parce que, dans celui-ci, les causes destructives n'existent pas.

Dans une édition plus étendue, je donnerai amplement tous les conseils qui sont nécessaires pour conserver la santé de la mère ainsi que pour former à l'enfant un corps robuste et sain.

A peine l'enfant est sorti du sein maternel que ses vagissements annoncent les douleurs qu'il commence à ressentir par les effets de l'air qui le frappe et qui distend ses poumons.

A compter de ce moment, l'enfant a besoin des soins d'une continuation de propreté, d'un air chaud et pur; plusieurs heures plus tard, il a besoin de lait et de sommeil.

Il est incontestable que les soins d'une mère ne peuvent être remplacés, surtout dans les premiers jours de la vie; la mère et l'enfant ressentent la nécessité, l'une de se dégager de la liqueur salutaire pour l'enfant qui encombre ses seins, et l'autre de purifier ses entrailles avec cette préparation que rien ne peut positivement remplacer.

Cependant, des causes peuvent s'opposer, dans l'intérêt même du nouveau né, à l'allaitement maternel, soit que la délicatesse de la constitution de la mère lui fasse craindre de n'avoir pas un lait assez abondant, ou bien si des maladies cutanées lui donnent la juste appréhension de les transmettre à son enfant; il y a quelquefois d'autres impossibilités auxquelles il est raisonnable de se soumettre.

Pour parer à ces difficultés, on devra se pourvoir d'une nourrice de l'âge de la mère, et dont le lait date de peu ou point d'arriéré avec l'accouchement du nourrisson. On s'assurera si elle possède des défauts graves, et si elle n'est pas atteinte de maladies qui puissent nuire à l'enfant.

On devra lui prescrire l'ordre d'envelopper l'enfant de manière à ce que ses mouvements ne soient aucunement gênés, parce que c'est ainsi qu'il acquerra l'accroissement et la force qui le feront marcher plus promptement et répandront dans son corps cette sève de vie dont les enfants qu'on emmaillotte et dont on entoure le corps et les bras dans des ligatures serrées qui leur font contourner la colonne vertébrale, les jambes ou les pieds, ne peuvent posséder quand ils sont retenus par tant d'entraves.

On ne manque pas de moyens pour les garantir du froid de l'hiver; on doit employer les meilleurs qui sont les plus légers, et afin d'éviter le danger des épingles, les layettes doivent être garnies de rubans pour servir d'attaches.

On devra souvent les promener, afin de leur faire respirer l'air libre qui fortifie beaucoup les enfants.

Je crois qu'il est bien de placer ici un avertissement pour éviter aux enfants l'abominable défaut de nature, qu'on nomme **loucher**.

Cette infirmité est commune, parce que peu de personnes se rendent compte des causes qui produisent ce désagrément; cependant, on peut remarquer que tous les enfants qui ont environ un mois d'âge, portent tous une attention marquée sur les objets lumineux qui se présentent à leurs regards.

Si on transporte alternativement cet objet à droite, puis à gauche de son berceau, l'enfant tourne la tête en fixant la lumière, tant il a pour elle une prédilection particulière.

C'est pour cela qu'on doit éviter d'exposer des objets lumineux qui en portant leur clarté sur les côtés du berceau attirent l'attention de l'enfant.

On doit placer les points lumineux de manière à ce que ses yeux ne rencontrent aucun rayon qui puisse lui faire dévier l'axe de la vision.

C'est-à-dire qu'on doit disposer la place du berceau de manière à ce que de l'endroit où est posée sa tête, l'enfant ne puisse fixer aucune lumière; par ce moyen, il ne portera pas ses regards obliquement sur aucun point; alors ses yeux ne seront pas détournés des règles ordinaires. On devra continuer de pratiquer ces observations même lorsque l'enfant n'est plus dans son berceau.

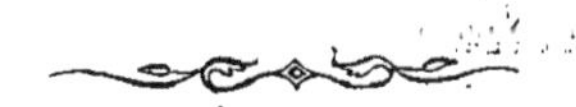

Maintenir ses Dents saines, c'est conserver sa Santé bonne.

L'ART D'ÊTRE SON DENTISTE

ET CELUI DE SA FAMILLE.

Par H. SAINT-PIERRE, Dentiste,

à Paris, rue du Faubourg-Saint-Denis, 155.

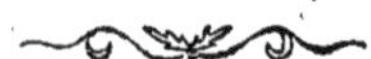

L'hygiène est une science qui traite sur la conservation de la santé, afin d'être exempt des maladies et de prolonger l'existence.

Le but de l'hygiène dentaire que je présente au public, est d'expliquer et de démontrer les moyens à employer pour maintenir les dents dans un état perpétuel de saineté, afin de conserver la salubrité de la bouche, et de posséder ses dents sans jamais en souffrir.

Pour être plus utile à l'humanité, je dévoile toutes les causes qui occasionnent la perte de ces précieux organes dont trop souvent on n'apprécie la valeur que lorsqu'on s'en est laissé priver, soit par négligence ou par faute du manque des connaissances convenables pour travailler à leur conservation.

Je veux mettre cette science vulgairement en action, afin que chacun puisse en retirer les avantages qu'elle procure par la pratique des procédés exigibles qui sont inclus dans cet ouvrage, et dont la simplicité la rend très agréable à exercer.

Malgré que cet ouvrage soit utile à tout le monde, il est particulièrement nécessaire aux pères et aux bonnes mères de famille, lesquels en possédant les notions qui y sont indiquées, s'en serviront pour eux-mêmes et pourront suivre les soins consécutifs qu'il faut prendre pour éviter aux enfants les douleurs que procure la carie des dents de lait, et ensuite, nantis des connaissances nécessaires, il leur sera facile de diriger le placement parfait des dents de la deuxième dentition, ou si par habitude on se sert de dentiste, on sera plus à même de savoir commander, et de s'apercevoir si l'homme de l'art suit une marche appropriée à la cause pour laquelle il agit.

Cet ouvrage, quoique peu volumineux, est cependant d'une étendue convenable; les faits vont droit au but, sans embarrasser la compréhension par des mots inconnus; il éclaire aussi le lecteur sur les effets des causes, sur les moyens de s'en garantir, et surtout de s'en délivrer.

Pendant le cours de ma longue pratique, j'ai remarqué que, dans certains pays, il y a un très grand nombre de personnes qui passent les plus beaux jours de leur vie dans les souffrances que leur font ressentir les diverses affections maladives de leurs dents, lesquelles deviennent pour elles une source intarissable de maux fort graves, qui, en irritant la susceptibilité nerveuse, les rendent d'une telle sensibilité, qu'elles craignent même l'emploi des moyens les plus innocents qui pourraient les soulager ou les guérir.

Cependant, de toutes les maladies qui affectent le corps humain, les maladies des dents sont les seules dont on peut se garantir avec certitude, lorsqu'on fait un usage constant des moyens qui servent à maintenir les dents hors des atteintes des causes qui détériorent ces organes, qu'on doit considérer comme les principaux moteurs de la santé.

Tout le monde peut comprendre que, sans le concours parfait des dents, il n'y a point de digestion facile ; si les aliments ne sont pas convenablement broyés dans la bouche, l'estomac éprouve beaucoup de difficultés pour élaborer cette masse compacte de nourriture qui y séjournant trop longtemps, fermente et produit des aigreurs, des migraines, des maux de dos et d'estomac, preuves d'indigestions ; ensuite, des gastrites, des inflammations d'entrailles; enfin, un grand nombre de maladies qu'il serait trop long d'énumérer ici; mais la débilité de la santé de ceux qui ont beaucoup de mauvaises dents, ou de ceux qui possèdent peu de dents, prouve que je n'avance rien contrairement à la vérité.

De nos jours, l'esprit humain est assez éclairé pour qu'on ne puisse pas nier ce que l'expérience prouve; or, il est reconnu que, pour conserver ses dents bonnes, et par conséquent se préserver des maux et des désagréments qu'on éprouve lorsqu'elles sont gâtées, il faut agir par des soins de propreté souvent réitérés, qu'on doit exigiblement prodiguer à sa bouche, par soi-même; et, joints à ceux plus efficaces qu'on reçoit d'un dentiste intelligent dans l'art de la conservation, on se garantit des souffrances intolérables si généralement ressenties, qu'éprouvent pour les perdre ceux qui, par négligence ou par des préjugés absurdes, se laissent pourrir les dents, par crainte, en les nettoyant, soit d'enlever l'émail ou de les déchausser en enlevant l'amoncellement du tartre qui produit leur ébranlement et l'inflammation des gencives.

Comme on le voit, c'est agir positivement dans le sens contraire de la raison ; aussi la nature se venge du mépris qu'on fait de ses dons, par les gémissements continuels d'une existence valétudinaire, causée par les maladies des dents et les suites produites par l'absence de ces meules nourricières.

Malgré la connaissance vulgaire des maux et des désagréments immenses que je signale, il existe encore un grand nombre d'erreurs dans les imaginations, que sans doute l'appréciation de ce livre détruira.

On reconnaîtra qu'on peut agir avec sécurité, car ne serait-ce que par motif de propreté, ou par reconnaissance pour ces charmants petits instruments qui nous rendent tant et de si grands services, on doit rechercher tous les moyens pour s'assurer leur tranquille possession. Car la nature, pour nous les faire mieux considérer, ne veut souvent nous en doter, qu'après nous avoir fait ressentir de grandes afflictions.

Cette bonne mère commune nous pourvoit de ces précieux organes, non seulement pour moudre, triturer les aliments, afin d'en rendre la digestion facile, pour fortifier notre corps et le maintenir dans un état complet de santé, mais encore pour l'ornement de la physionomie, ainsi que pour la franche prononciation des mots.

Physiologie des Dents en général, ainsi que des Alvéoles depuis l'Enfance.

Les dents sont les os les plus durs et les plus solides du corps humain, mais, par leur situation, elles sont exposées à toutes sortes de variations qui leur sont préjudiciables, et qui, par la suite, effectuent leur détérioration.

La dureté des dents semblerait devoir les rendre moins susceptibles des maladies qui attaquent particulièrement les corps osseux ; cependant, on voit que ces petits os sont les plus sujets à se carier ; la raison en est sensible : leur tissu est beaucoup plus serré que celui des autres os ; leurs vaisseaux, par conséquent, sont plus à l'étroit ; de là, il s'y forme plus aisément des embarras et des obstructions, surtout quand l'impression du froid y est portée à un certain point.

Chacun sait qu'à l'état de chaleur, toutes les veines et les fibres sont gonflées, et que l'effet du refroidissement subit resserre immédiatement ces veines et ces fibres.

Si, pour la conservation de la santé du corps, cette transition violente est pernicieuse, puisqu'elle produit la mort ou des maladies graves, par ce que je viens de dire, on doit comprendre que ces transitions réitérées le sont encore bien plus pour les dents, lesquelles sont dans une situation susceptible de ressentir à tout moment ces divers changements de température.

Principalement, lorsqu'on se nourrit d'aliments qu'on aime à manger presque bouillants, et qu'on trouve du plaisir à prendre aussitôt une boisson très froide, avec laquelle, sans égard pour les dents, on les baigne en buvant ce liquide; ce qui les refroidit immédiatement, et cause l'épaississement des sucs que charient les vaisseaux qui alimentent les dents; lesquels sucs, faute de fluidité, s'arrêtent dans les fibres osseuses et s'y corrompent par leur séjour. Cette corruption gagne les dents; c'est ce qui concourt à produire la nécrose et la carie qui rendent les dents cassantes, et ensuite sensibles même à la pression de l'air.

Dans les cas ci-énoncés, la destruction des dents marche vite, car, par une singularité qui est compréhensible, lorsqu'une dent se gâte, la parallèle du côté opposé se gâte aussi dans le même endroit et avec la même symétrie; cette espèce de sympathie a une cause très naturelle; comme toutes les dents parallèles s'ossifient d'ordinaire ensemble et suivent les mêmes progrès, elles sont aussi susceptibles des mêmes impressions extérieures et des mêmes engorgements.

Nous ne possédons pas d'os dont la connaissance soit plus intéressante, car les dents sont les premiers instruments de la digestion; leur action supplée à la faiblesse des fibres de l'estomac ; pour exécuter ces fonctions, la nature les a disposées pour couper, briser et broyer les aliments.

Par ce que je viens de dire, on voit qu'elles sont sujettes à plusieurs maladies qui entraînent leur destruction, si l'on n'y apporte de prompts remèdes; les principales sont l'érosion qui les affecte souvent dans le temps qu'elles s'ossifient ou qu'elles sont nouvellement ossifiées ; l'érosion se fait remarquer par des *ronjures* creuses, qui semblent piquées par les vers.

La carie attaque principalement les dents que l'érosion a déjà maltraitées; elle ronge et consume aussi les meilleures et les plus fortes dents, de sorte qu'elles tombent par morceaux, souvent lorsqu'on y pense le moins ; dans ce cas, le plus petit effort suffit pour briser une dent cariée.

Il est nécessaire d'en observer la structure. On distingue trois parties: l'une est le corps de la dent, c'est la partie qui se trouve hors des gencives : on l'appelle couronne; la seconde est la partie moyenne, c'est l'espace couvert par la gencive : on le nomme *collet de la dent ;* la troisième est la racine, elle est entièrement renfermée dans l'alvéole.

On remarque aussi dans les dents trois substances, la première couvre le corps de la couronne : cette substance, d'une couleur d'un blanc perle, dans l'enfance, se nomme *émail;* il se forme dans l'alvéole, lorsque la dent paraît au dehors; il devient d'une dureté inattaquable par le tranchant d'aucun instrument; il devient plus dur, et presque toujours de couleur mat jusqu'à l'âge de trente ans; après ce temps, l'émail jaunit et commence à s'affaiblir, et, par l'usage continuel, les aspérités des couronnes disparaissent.

La seconde substance qui forme la dent et dont l'émail couvre la couronne, est moins compacte et moins dure; elle est de la même nature que les autres os.

La troisième substance forme la partie interne de la dent, on la nomme *bulbe ;* elle possède assez de mollesse pour protéger dans chaque racine un nerf et une artériole, qui entretiennent sa sève, sa vie; mais, quand la carie a miné, jusqu'à mettre l'un des nerfs à découvert, c'est alors qu'on est tourmenté par de très vives douleurs.

Les causes qui produisent les maladies des dents et la détérioration de l'émail, sont internes ou externes; les causes internes naissent des sucs de la dent, qui sont viciés par des affections scorbutiques, scrofuleuses ou toutes autres dispositions qui corrompent les humeurs du corps.

On remarque que les femmes sont, durant le temps de leur grossesse, plus sujettes aux maux de dents et aux fluxions, que dans toute autre circonstance; la cause en est peut-être dans la sympathie particulière des nerfs.

Les causes externes sont en grand nombre : les plus remarquables sont l'usage des aliments pris trop chauds, surtout lorsqu'on leur fait succéder des boissons trop froides; les diverses impressions de l'air produisent aussi des effets analogues, l'habitude de se tenir la tête trop couverte, tous les chocs qui produisent un ébranlement et affectent les nerfs ; celle qui est la plus importante, vient des vapeurs qui s'élèvent de l'estomac et des poumons, lesquelles déposent une matière glutineuse, très nuisible, qui s'attache aux dents et s'y concrète.

Les particules d'aliments qui se fixent dans les interstices et se putréfient; cette décomposition, par son séjour, corrode la partie osseuse qui est dépourvue d'émail en cet endroit: c'est ainsi que les caries se communiquent de proche en proche; il faut aussi se garder de faire un usage réitéré de substances acides dans la nourriture, soit des fruits non mûrs ou des fruits cuits et chauds, ainsi que les boissons très froides et acidulées.

Ce qui agit encore comme agent destructeur et dont je recommande de s'abstenir, ce sont les diverses préparations mal appropriées dont on se sert inconsidérément, pour se nettoyer les dents, ou certains remèdes caustiques que l'on emploie pour essayer à calmer les douleurs, tels que l'encens, la créosote et les acides qui peuvent détruire par plusieurs applications toutes les dents que ces substances touchent.

Le sucre, lorsqu'on en use avec peu de modération, est aussi un ennemi des dents, surtout lorsque, malgré qu'elles soient fort belles en apparence, elles sont recouvertes d'une couche d'émail de peu d'épaisseur.

Je dois mentionner ici une cause qui produit de très funestes effets: c'est le mercure; ses émanations, bien plus que tous les autres minéraux, sont pernicieuses aux dents; on en voit l'exemple chez les persònnes qui en prennent dans les médicaments, et chez celles qui travaillent le vif argent. Ceux qui sont astreints, de quelque manière que ce soit, d'en faire usage, doivent redoubler de soins afin d'annuler autant qu'il est possible les redoutables désastres qu'il produit.

Ceux qui travaillent dans les mines de plomb, d'étain, de cuivre, etc., etc., de même que dans un grand nombre de professions qui emploient des métaux ou qui travaillent spécialement sur l'un d'eux, ces personnes ont presque toutes les dents en fort mauvais état; mais, si elles donnaient avec moins de négligence des soins de propreté à leur bouche, elles diminueraient considérablement les effets délétères que leur produisent les oxydes de ces minéraux.

Je rappelle ici cette cause universellement connue, et de laquelle on ne tient aucun compte, malgré sa malignité : c'est l'accumulation de cette substance jaunâtre qu'on appelle *tartre* et aussi *chancre*, qui se dépose par couche autour des dents; par sa causticité, cette matière puante les ronge en même temps que les bords des cellules alvéolaires dans lesquelles elles sont implantées.

Par cette dissolution qui les déchausse, les dents semblent s'allonger, ayant perdu leur soutien par la corrosion d'une partie de leurs gaines osseuses; elles s'ébranlent de plus en plus et tombent d'elles-mêmes.

On peut remarquer dans la bouche d'un très grand nombre de personnes les effets corrosifs de cette matière tartareuse qui irrite et cause de l'inflammation aux gencives; elles se remplissent d'un sang stagnant de couleur rouge vif, livide ou noirâtre; souvent, en appuyant sur les gencives, on voit sortir de l'humeur; cette affection prend bientôt une grande extension ; il se forme de petits ulcères, et la carie scorbutique attaque toutes les dents à la fois. Ses progrès sont toujours très rapides dans les cas simples ou dans ceux compliqués; cet amas hétérogène dégage une odeur repoussante dont chacun peut juger.

Très ordinairement, une seule dent a commencé ce désordre; lorsqu'elle est gâtée et qu'elle est devenue sensible, et que, par crainte de ressentir les angoisses du mal, on s'abstient de broyer la nourriture de ce côté-là, les dents qui restent inactives se couvrent de ce limon ; elles se pourrissent sous cet enduit infecte qui les corrode et les rend cassantes; c'est ainsi qu'on perd toutes ses dents et qu'on se trouve contraint à se les faire arracher, pour se délivrer des souffrances qu'on a endurées plus ou moins longtemps.

Maintenant que le lecteur a compris la nécessité des soins qu'exige la conservation des dents, je l'engage à commenter et à apprécier les immenses services que peut rendre cet ouvrage dans son intérêt comme dans celui des siens, parce qu'une grande partie de ce que je dis s'applique aussi aux enfants.

Combien sera-t-on coupable si, d'après l'explication des preuves dont on voit les exemples journellement, on restait dans les erreurs habituelles dont on a déjà été victime, ou dans des préjugés entêtés desquels on ne voudrait pas sortir, malgré la présence de ces vérités sur les causes et les effets des affections buccales et dentaires, ainsi que sur les moyens de s'en préserver.

On doit faire comprendre de bonne heure aux enfants l'importance qu'il y a d'entretenir la propreté de la bouche, en leur expliquant les avantages qu'ils en retireront pour le présent et bien plus pour l'avenir ; en cas de négligence, on ferait bien de les contraindre à pratiquer cette simple opération, qu'ils exécuteront d'abord mal, mais ensuite ce sera pour eux un plaisir d'imiter en cela un fait en usage dans la société la plus éclairée, et dont elle se trouve fort bien.

Afin d'en faire prendre l'habitude aux jeunes enfants, lesquels la garderont durant le cours de leur vie, je conseille aux mères de nettoyer elles-mêmes les dents de leurs enfants, à compter de l'âge de deux ou trois ans, avec une petite brosse douce et une poudre dont elles connaîtront dans ce livre la composition, et de laquelle elles feront aussi usage.

Les dents de lait étant débarrassées des sucs gastriques souvent acides qui sont dans la salive et qui se déposent la nuit sur ces petites dents, dont l'émail est très tendre, à raison de la constitution des dents temporaires que la nature nous donne saines et que nous devons conserver de même, car la carie des dents de lait fait souffrir les enfants, en raison de leur âge, beaucoup plus que les grandes personnes, à cause de la sensibilité nerveuse que les enfants possèdent à un haut degré.

De plus, ils ont aussi besoin de ces instruments si nécessaires pour bien broyer la nourriture, afin de ne pas fatiguer leur estomac, dont la débilité serait une source de maladies traînantes qui les rendraient perpétuellement valétudinaires.

Combien les parents insouciants, s'il y en a, ou bien ceux qui sont incrédules aux progrès de l'art, n'auront-ils pas de regrets, lorsque, pour terminer des souffrances qui auront duré plusieurs jours et surtout les nuits, ils essayeront de décider de très jeunes enfants à se faire arracher des dents qui, jusqu'à l'âge de six ou sept ans, possèdent encore des racines presque aussi longues que celles qui viendront les remplacer.

Dans le cas où les enfants se décident à en faire arracher une, la sensation qu'ils ressentent ne les engage pas à en faire ôter d'autres, ils préfèrent souffrir; alors l'enfant n'a plus de repos, parce que le contact d'une dent gâtée en fait gâter d'autres, ce qui rend sa bouche le foyer d'une émanation pestilentielle par laquelle il respire un air corrompu.

En suivant les préceptes ci-annoncés, l'enfant ne sera astreint à se faire arracher les dents que lorsque la nature ayant préparé leur expulsion, en consumant les racines, elles chancèlent et tombent par l'effort d'un fil que l'enfant tire souvent lui-même en riant.

Cependant, afin de bien diriger le placement des dents de la deuxième dentition, les conseils fondés sur l'expérience du dentiste sont nécessaires pour s'assurer de ce qui se passera dans la bouche de l'enfant, afin qu'il suive tous les changements qui se feront, et pour remédier aux désordres qui pourraient arriver dans le renouvellement.

Formation et Accroissement des Dents de la première Dentition.

Parmi les phénomènes que la nature produit, l'accroissement des dents est une merveille digne de l'attention générale ; il est curieux de considérer les développements du germe jusqu'à ce que le corps de la dent s'élève de l'alvéole et sorte au dehors.

Dans ce travail, la nature suit un ordre qui paraît déroger aux lois établies pour la plupart de ces productions : le corps de la dent se forme avant sa base, qu'on appelle racine. A mesure que le volume de la dent grossit, il est recouvert par l'émail, qui s'étend sur la surface de la couronne, en même temps que l'intérieur se remplit ; ce germe, qui est enveloppé dans une membrane vésiculaire, écarte et dilate la loge osseuse dans laquelle il est enfermé ; à mesure que cette membrane s'ossifie et que ce corps, en grossissant, force les parois de l'alvéole et que la racine, en s'allongeant, l'oblige à percer la gencive, l'enfant éprouve des douleurs qui causent souvent des accidents très graves.

Lorsque la dent est parvenue à la membrane qui ferme l'alvéole, cette membrane, ainsi que la gencive, est considérablement distendue par l'écartement que subit cet alvéole, la présence de la dent irrite les fibres nerveuses qui s'y distribuent; elle les picote et les déchire jusqu'à ce qu'elle soit entièrement à découvert ; les accidents qui en résultent sont plus ou moins considérables, selon les dents qui les produisent et la constitution de l'enfant.

La sortie des molaires et des canines est communément suivie de beaucoup plus d'accidents que celle des incisives ; on voit des enfants dont les dents germent et s'ossifient presque toutes à la fois : aussi l'écartement qu'elles font aux parois des alvéoles et la dilatation des membranes qui les enveloppent, occasionnent de très vives souffrances.

Toutes les dents, à la vérité, ne causent pas les mêmes désordres, mais les dents canines, qui ont l'extrémité de leur corps terminée en pointe mousse et dont le milieu est trois fois plus gros, représentent une espèce de cône lorsque cette pointe, après avoir divisé la membrane qui l'enveloppe, est parvenue à celle qui ferme l'alvéole. Comme elle ne peut promptement percer cette dernière, elle la comprime et la distend beaucoup; de là vient l'inflammation qui se forme et qui cause des douleurs très aiguës, qui subsistent quelquefois aussi longtemps que la dent met à diviser ces deux membranes; les souffrances que l'enfant éprouve par la lenteur du déchirement des fibres qui s'y distribuent et que le corps de la dent produit à mesure qu'elle veut sortir, ne sont que les moindres accidents qu'on ait à craindre ; il en survient quelquefois de si funestes qu'ils sont suivis d'une prompte mort.

Combien voit-on d'enfants chez qui les dents canines et les molaires, par les difficultés qu'elles ont à percer, causent des convulsions qui les emportent en peu de jours, surtout lorsqu'ils sont pléthoriques.

Presque toujours le travail de la dentition détermine

dans la bouche une quantité de petits ulcères qui souvent gagnent le gosier, l'œsophage et la trachée-artère; les amygdales s'enflent au point que le gonflement dégénère en abcès; des glandes se manifestent autour du cou, et quelquefois elles suppurent; pendant ce désordre, l'enfant est tourmenté par une fièvre très violente et des convulsions dangereuses.

Pour atténuer autant qu'il est possible les inconvénients qui accompagnent la sortie des dents, il s'agit d'employer des moyens pour les faciliter à percer, en aidant à propos la nature. Bien que les hochets soient en usage, cet antique moyen est plus pernicieux qu'utile aux enfants.

Le hochet a des inconvénients manifestes; lorsque la dent est disposée à percer les enveloppes et qu'elle comprime la gencive, elle y excite une sorte de démangeaison; l'enfant, pour se soulager, porte le hochet à sa bouche, il le mord et comprime ainsi la partie où se produit la démangeaison : la compression réitérée de cet instrument, d'une part, et la dent de l'autre, augmentent l'inflammation en irritant les fibres qui sont tendues, font crier l'enfant, et provoquent souvent des convulsions. On peut leur donner à mordre une racine de guimauve grattée et trempée de temps en temps dans du miel de Narbonne.

Je n'enseignerai pas comme spécifique certain l'emploi des émollients pour faciliter la division des gencives, mais je ne crois pas qu'ils soient tout à fait impropres à relâcher la membrane, et qu'ils ne diminuent, en les adoucissant, les douleurs que cause sa tension.

Le remède qui paraît le plus convenable pour prévenir les accidents, est le jus de citron; par son acidité et sa vertu astringente, il donne du ressort aux fibres de la gencive, de façon que ces fibres se cassent, à mesure que la dent pousse au dehors; la manière d'employer ce jus est de tremper son doigt dans cette liqueur et d'en frotter la gencive de quart en quart d'heure, aux endroits où les dents paraissent disposées à percer.

Les signes qui le font reconnaître sont; quand l'enfant commence à baver, qu'il sent un prurit ou une démangeaison à la bouche, et qu'on remarque à la gencive; une élévation et un point blanchâtre qui ne subsistent que par la présence de la dent qui commence à comprimer la gencive; c'est alors qu'on doit promener légèrement son doigt mouillé de jus de citron sur les monticules qui y paraissent il agit efficacement sur la gencive, en facilitant la rupture de ces fibres; très souvent les fongosités et les aphtes ou petits ulcères ne tiennent pas longtemps contre l'usage de cet acide anodin dont la salive diminue l'activité, pour le conserver rafraîchissant, astringent et résolutif.

Cet effet a lieu parce que les enfants ne savent pas expectorer; ils bavent ou ils avalent leur salive; le jus de citron qui s'y mêle devient nécessaire pour guérir les petits ulcères qui sont dans la bouche et dans le gosier, sans avoir à craindre de produire aucun inconvénient.

Quelquefois tous les remèdes qu'on emploie pour faciliter la division de la gencive et calmer les accidents, sont sans effet, parce que la dent n'agit encore que sur sa propre membrane, et qu'elle n'est pas encore parvenue au point d'accroissement nécessaire pour pouvoir diviser celle qui bouche l'ouverture de l'alvéole.

Aussi, souvent il arrive qu'une dent, plus de trois mois avant que de paraître, cause des convulsions dangereuses; le moyen d'y remédier promptement, si les indications le permettent, est du ressort de la chirurgie.

Comme on le voit, la première dentition est souvent accompagnée d'afflictions graves, qui nécessitent les soins intelligents d'un médecin, qui doit surveiller activement les enfants pendant que ce travail s'effectue, parce qu'ils sont assujettis à des fièvres, à des convulsions, des tranchées dans les intestins, des crudités dans l'estomac, ainsi qu'à un grand degré d'irritabilité dans leur constitution encore mal affermie.

Dans les localités où il n'y a pas de médecin, afin d'y suppléer, il ne peut y avoir que la fermeté d'âme du père et d'une bonne mère qui, en voyant souffrir son enfant, devient capable de tout sacrifice pour le délivrer des douleurs qui le font gémir, et lui sauver la vie qu'il peut perdre dans une convulsion.

Voici les moyens pour bien pratiquer cette opération.

Lorsqu'on s'aperçoit qu'une pointe de la dent fait blanchir un peu la gencive, par la tension que la dent produit pour se faire un passage, on voit aussi une éminence se manifester; il faut, alors, avec un bistouri ou avec un canif bien tranchant, d'une main ferme, hardiment et vivement, faire en cet endroit deux incisions en croix assez profondes pour couper non seulement la gencive, mais encore la membrane qui enveloppe la dent, en dégager les brides à partir du bourrelet que toute l'éminence produit, afin de mettre la dent complétement à nu; puis on coupera soigneusement les lambeaux de gencives, pour empêcher leur rapprochement.

Ces opérations étant terminées, on imbibera un peu de coton dans le jus exprimé d'un citron, on l'appliquera sur la cicatrice; ce qu'on recommencera cinq ou six fois, à divers intervalles, afin de produire la guérison plus vivement.

La cause étant annulée par l'emploi de ces moyens, les convulsions et les autres affections se dissiperont promptement, je le répète, si les dents sont mises entièrement à découvert, et qu'on se soit assuré, en les coupant, que les lambeaux ne se rapprocheront point.

Quand ces incisions cessent en partie de saigner, on cessera l'emploi du citron pour faire usage des émollients; il est bon alors de frotter légèrement les gencives de l'enfant, de quart d'heure en quart d'heure, avec du bon miel de Narbonne. On trempe pour cet effet le doigt dans le miel, et on le porte sur la gencive malade.

Si l'enfant était replet et avait la fièvre avec intensité, le médecin devra lui faire une légère saignée au bras ; quand l'enfant a le ventre dur et tendu, il faut lui donner des lavements émollients et anodins, et, si on le croit nécessaire, on le rendra purgatif avec le miel mercuriel.

Tous les accidents que je viens de détailler sont plus ou moins graves, premièrement, suivant la complexion de l'enfant ; deuxièmement, selon que la sortie des dents est plus ou moins prompte; troisièmement, suivant que le lait de la nourrice est doux, ou qu'il s'altère dans la bouche échauffée de l'enfant, et surtout, suivant le régime que la nourrice lui fait observer.

On conçoit, par ce que je dis, que les dents, avant d'être parvenues à la gencive, peuvent produire bien des maux, et même faire périr l'enfant. Il faut porter beaucoup d'attention sur les dents molaires, car, comme ces dents sont une fois plus grosses que celles qui les remplacent à un certain âge, à mesure qu'elles s'ossifient, leur volume fait écarter considérablement l'alvéole; de plus, lorsque la racine, à son tour, se forme et s'allonge, ce qui fait élever la dent, l'alvéole s'élargit peu à peu du côté de la gencive;

ainsi la membrane qui couvre la dent se trouve considérablement distendue et comprimée par l'écartement de l'alvéole d'une part, et d'un autre côté, par l'extrémité de la dent qui la divise.

On doit bien penser que tout ceci ne se fait point sans occasionner beaucoup de douleur, et même sans produire de graves accidents, surtout aux enfants pléthoriques. Ce sont toutes ces circonstances qui, comme je l'ai dit, causent quelquefois, plus de trois mois avant que les dents percent, des convulsions dangereuses, ou du moins le dévoiement; ce qui fait dire aux nourrices, lorsqu'elles trouvent du lait grumelé dans les excréments de l'enfant, que ses dents germent.

C'est donc ici le cas de prescrire à la nourrice la manière avec laquelle elle doit gouverner l'enfant; ce régime consiste principalement à ne pas lui surcharger l'estomac de lait, c'est-à-dire à l'allaiter moins souvent et à lui donner moins de bouillie, et la lui donner plus claire, si on a cette mauvaise habitude.

Si l'enfant est trop replet, il faut purger la nourrice et tenir le ventre libre à l'enfant, en lui donnant tous les jours de légers lavements adoucissants.

On remarque que les enfants délicats, dont les dents ont moins de volume, et qui poussent lentement, sont moins sujets à ces accidents.

Sortie des Dents, leur ordre de placement et leur nombre dans l'Enfance.

Les dents percent ordinairement à compter de l'âge de cinq à six ou au septième mois, quelquefois plus tard, selon que les enfants sont plus ou moins forts : on en voit à qui les dents ne paraissent qu'à l'âge d'un an ou de quinze mois. Rien ne varie plus que le temps de leur sortie. Mais, pour l'ordinaire, la première dent paraît à la mâchoire inférieure, au devant de la bouche, à six ou à huit mois; peu de jours après la sortie de cette petite incisive, il en paraît une autre à côté.

Les deux grandes incisives sortent peu de temps après, ce sont les deux dents qui tiennent le milieu à la mâchoire supérieure; il perce ensuite à la mâchoire inférieure deux autres incisives qui se placent à côté des premières, l'une à droite et l'autre à gauche; puis, deux autres, qu'on nomme *petites incisives*, percent à côté des deux grandes incisives à la mâchoire supérieure.

Ces huit incisives sont distinguées en quatre supérieures et quatre inférieures, à l'âge de dix à quinze mois; les deux canines commencent à paraître à la mâchoire inférieure; presque en même temps, quelques semaines après, paraissent successivement les deux canines de la mâchoire supérieure.

Ces dernières, à leur sortie, causent presque toujours plus de douleurs et d'accidents fâcheux que les dents qui ont paru avant elles.

Il perce ensuite d'autres dents plus fortes appelées *molaires de lait;* les deux premières sortent à quatorze ou seize mois à la mâchoire inférieure, chacune à côté de celles dont nous venons de parler; peu de jours après, il en perce encore deux semblables à la mâchoire supérieure.

A l'âge de deux ans, il en paraît quatre nouvelles, une à chaque côté de chaque mâchoire, à l'inférieure d'abord, puis ensuite à celle supérieure. Ces huit dernières dents sont appelées *molaires*. L'enfant, parvenu à cet âge, a chaque mâchoire garnie de dix dents de lait.

Il reste dans cet état jusqu'à l'âge de cinq ou six ans. A cet âge il lui perce quatre nouvelles dents, deux en haut et deux en bas ; elles se rangent à côté de celles qui ont paru les dernières ; elles restent permanentes ; c'est là où il faut des soins pour les conserver ; car la nature n'est pas toujours disposée à les remplacer, et souvent la carie des molaires de lait leur communique la même affection et occasionne leur perte en même temps qu'elles.

Ce n'est que vers l'âge de dix à douze ans qu'il en perce quatre autres qui viennent se placer à chaque mâchoire, à côté des molaires dont nous venons de parler.

Enfin, quand on arrive à l'âge de dix-huit ou vingt ans, il en perce encore quatre autres, toujours dans les mêmes dispositions que les précédentes ; ce sont les dernières : on les nomme *dents de sagesse*, elles complètent le nombre de douze grosses molaires; quelquefois ces mêmes dents ne paraissent que vers trente ou quarante ans, quelquefois plus tard. Il y a des personnes chez lesquelles elles ne viennent jamais. Quand toutes les dents occupent leur place, chaque mâchoire est garnie de seize dents, ce qui fait le nombre de trente-deux.

Observations sur la Chute et le Remplacement des Dents temporaires par celles permanentes.

A l'âge de six ou sept ans, quelquefois plus tard, les incisives, les canines et les molaires de lait tombent, à peu près dans le même ordre qu'elles sont venues, et sont remplacées dans la suite par un plus grand nombre de dents plus fortes, plus belles et surtout plus larges.

C'est alors qu'il est nécessaire que l'œil du dentiste veille, et que, par toute l'intelligence de son art, il aide la nature pour protéger le placement régulier de ces dents qu'elle nous donne, afin que nous les conservions durant toute notre existence.

Dans le cas où un dentiste ne peut être appelé à donner ses soins, les parents, dans leur vive sollicitude, pourront le remplacer dans cet examen; car, lorsqu'ils seront nantis des enseignements ci-inclus, ils verront très bien qu'en sortant des alvéoles, si ces dents sont gênées par celles qui les précèdent, elles prendront une mauvaise direction qui peut défigurer même la plus jolie physionomie.

Voici comme les dents doivent être placées circulairement dans leur état normal pour que la bouche soit agréable, autant que le sourire l'est quand les dents sont bien rangées: il faut que les quatre incisives et les deux canines de la mâchoire inférieure soient en dessous, c'est-à-dire que, quand les dents sont serrées, que les quatre incisives et les deux canines de la mâchoire supérieure croisent sur celles inférieures, et que les petites molaires supérieures, en suivant le même ordre, s'appuient gracieusement d'aplomb sur les petites molaires inférieures.

Lorsque le cercle supérieur n'avance pas modérément sur celui inférieur, et que le mauvais enclavement des dents fait diriger les incisives inférieures en dehors de celles supérieures, c'est la situation à laquelle on donne le nom de *menton de galoche*.

Tant que les dents de lait ne sont pas ébranlées, et par conséquent près de leur chute, elles ont des racines presque aussi longues et aussi bien conditionnées que les secondes; mais, lorsqu'elles sont vacillantes, en les ôtant, on les trouve sans racines; alors, les secondes dents, qu'on nomme *permanentes*, ne tardent guère à paraître. Les sentiments des anatomistes sont partagés sur la cause qui peut détruire les racines. Nous ne parlerons pas des diverses hypothèses qui ne nous éclaireraient en rien.

Ordinairement, le renouvellement est accompli vers l'âge de quatorze à seize ans. Il y a cependant des personnes chez lesquelles les dents de lait se maintiennent jusqu'à un âge beaucoup plus avancé. Plusieurs remarques les font distinguer parfaitement d'avec les autres : elles sont plus lisses et plus polies, mais d'un blanc bleuâtre; elles sont toujours moins longues que celles de remplacement, qu'on nomme *permanentes*.

Les premières canines sont moins grosses et moins pointues que les secondes; les premières molaires sont au contraire plus grosses et moins longues que celles qui leur succèdent. L'extrémité de celles de lait est encore plus lisse et plus rase que les secondes, qui sont garnies de deux pointes; plus on avance en âge, plus les dents de lait perdent de leur blancheur, parce que leurs racines, diminuant chaque jour de volume, le corps de la dent s'altère de même.

On n'a que trop d'exemples des inconvénients arrivés par de funestes méprises qui ont fait sacrifier des secondes dents pour des dents de lait.

Lorsque, pour procéder au placement régulier des dents permanentes, il s'agit d'ôter une dent de lait qui ne branle pas, la racine n'étant pas détruite, on ne saurait prendre trop de précaution pour ménager le vaisseau ou la boîte osseuse dans laquelle est enchâssée la racine, parce qu'elle doit encore servir à envelopper la racine de la dent qui remplacera la première. Cette précaution est d'autant plus nécessaire, que si on emporte quelque portion de l'alvéole, il n'est pas possible que la dent nouvelle qui succède à celle de lait (surtout si elle n'a qu'une racine) soit aussi solide qu'elle le serait, si l'alvéole était complète.

Car, comme toute déperdition de substance un peu considérable ne se répare jamais bien, il arrive qu'en délabrant l'alvéole, la dent qu'il renferme est plus sujette à s'ébranler, et, comme d'ailleurs elle n'est point exactement enveloppée par le contour de l'alvéole, elle est disposée à percer par l'endroit du déchirement qui fait le moins de résistance.

Lorsque, par une cause quelconque, on est forcé d'ôter une dent de lait qui n'est pas ébranlée, le moyen de ne pas déchirer, ni d'enlever la moindre portion de l'alvéole, c'est de faire l'extraction avec des pinces droites. Quand l'instrument a pris la dent, il faut faire plusieurs mouvements de droite à gauche, pour désunir, par ces ébranlements réitérés, les portions d'alvéole qui pourraient être adhérentes à la racine de la dent. Avec cette précaution, on vient certainement à bout d'ôter les dents de lait, sans que l'alvéole ni la membrane qui renferme la deuxième dent en souffrent aucune atteinte.

Quand les dents de lait tombent par la moindre traction, c'est lorsqu'elles sont chancelantes: n'ayant plus de racine, on n'a rien à craindre pour la destruction de l'alvéole.

Mais lorsqu'il est indispensable d'ôter certaines dents de lait qui sont très solides, pour faire place à une nouvelle dent qui se place à côté de celle de lait, et qui est tout à fait hors de rang, faute d'un assez grand espace, ou bien parce que les dents de lait causent de la douleur, qu'elles sont gâtées ou donnent lieu de craindre qu'elles n'altèrent les dents voisines qui se renouvellent; dans tous ces cas, l'extraction des dents de lait est absolument nécessaire, et c'est alors qu'il faut se servir des précautions que je recommande.

Je reviens sur la nécessité d'ôter les dents temporaires

qui sont gâtées, parce qu'elles pourraient intéresser le germe des secondes dents par les maladies qu'elles occasionnent à l'alvéole ou à la gencive, et par les fluxions ou autres accidents qui peuvent s'ensuivre; il ne faudrait donc pas attendre qu'elles fussent ébranlées.

Pour agir avec raison dans le but du bel arrangement des dents, il ne faut jamais ôter des dents de lait sans avoir un motif valable; car, quand on en ôte plusieurs de suite, sans attendre qu'elles soient ébranlées, les secondes ne s'arrangent pas si bien, parce qu'elles trouvent plus de place qu'il ne leur en faut; ce qui n'arrive point quand on les ôte à mesure qu'elles se renouvellent ou qu'elles gênent les dents voisines et les empêchent de se bien placer, parce qu'alors elles ne prennent exactement que la place qu'elles doivent occuper.

Quand les incisives, les canines et les petites molaires sont en partie renouvelées et que l'on a pasé l'âge du renouvellement, s'il restait quelques dents de lait en bel ordre, pourvu que les autres dents soient de même, il ne faut jamais ôter les premières, parce qu'elles n'empêchent point les secondes de venir dans le temps que leur formation sera terminée. En un mot, il ne faut ôter ni les dents de lait, ni celles qui sont renouvelées, ni les grosses molaires, qui ne viennent qu'une fois, que dans des cas où, après avoir bien apprécié l'exigibilité, on a trouvé leur extraction nécessaire, parce qu'il ne faut point compter que la nature les remplacera encore. Cette faveur n'est ordinairement pas commune.

Nomenclatures, Structures, Descriptions et Emplacement qu'occupent les Dents.

Je crois qu'il sera très agréable de trouver ici la connaissance descriptive des dents qui garnissent les deux mâchoires, d'expliquer leurs différentes formes, selon que la nature leur a désigné les fonctions qu'elles ont à remplir.

Les premières dents qui s'offrent à la vue sont les grandes incisives supérieures; elles sont situées à la partie antérieure de la bouche, positivement à l'endroit qui est sous le nez; leur face antérieure externe est un peu convexe, et la face interne et postérieure est un peu concave; dans l'enfance elles sont tranchantes et dentelées à leur extrémité. Les corps des deux grandes incisives sont beaucoup plus larges et plus minces vers leur extrémité que vers le collet; ces deux dents n'ont jamais qu'une racine (on désigne par corps ou couronne des dents la partie émaillée qui se montre hors de la gencive); les grandes et les petites incisives, ainsi que les canines, sont plus larges que les dents de lait.

Les petites ou moyennes incisives sont situées à côté des précédentes. Celles-ci diffèrent des premières en ce qu'elles sont moins larges et moins longues: c'est ce qui a donné lieu à leur distinction.

Il y a deux canines à chaque mâchoire, une de chaque côté, immédiatement près des petites incisives; le corps de ces dents est plus gros, plus long et plus arrondi que celui des petites incisives; le côté de la racine et du corps qui répond à la petite incisive est aplati dans toute sa longueur, et celui qui répond à la première petite molaire est arrondi dans toute son étendue; de plus on remarque une petite éminence vers le milieu du corps de la dent, sur cette partie latérale qui va se terminer à l'extrémité de la dent, par une pointe plus ou moins mousse et plus inclinée du côté opposé que de celui-ci; l'émail se prolonge moins sur les parties latérales du corps de la dent qu'à tout autre endroit, où il se forme presque un V consonne, et il est plus apparent sur la partie latérale antérieure qu'à la postérieure; la même chose s'observe à toutes les dents.

Le collet de la dent commence où finit l'émail; c'est à ce collet que s'attachent quantité de petits vaisseaux dépendant de la gencive; l'adhérence de ces petits vaisseaux au collet de la dent la maintient ferme et solide; la racine des dents canines est plus grosse et plus longue que celle des incisives et des petites molaires, et, à cette place, l'os maxillaire a beaucoup plus d'épaisseur.

Les molaires font la troisième classe des dents: elles sont, pour l'ordinaire, au nombre de dix pour chaque mâchoire, ce qui fait cinq de chaque côté; elles occupent la partie postérieure de la mâchoire, après les canines; les plus antérieures sont les petites molaires, dont le corps est moins large dans sa partie latérale, mais plus épais que celui des canines.

Les petites molaires ont à leur extrémité deux petites pointes mousses, dont l'une répond à la langue et l'autre à la joue; il y a un enfoncement entre les deux pointes, ce qui fait que l'extrémité du corps de la dent est fort large; leurs faces externe et interne (l'une du côté de la lèvre et l'autre du côté de la langue) sont arrondies, et leur corps a plus de volume vers leur extrémité que vers leur racine; les parties latérales sont aplaties, et l'émail qui les recouvre est aussi moins étendu ou moins prolongé, afin que les vaisseaux de la gencive (qui vient se terminer en pointe comme aux autres dents) puissent s'y attacher; les deux petites molaires sont assez semblables, assez uniformes; la première est cependant d'ordinaire un peu moins grosse et a la racine moins longue que la seconde. Ces deux dents n'ont communément qu'une racine, mais la seconde en a souvent deux et quelquefois trois; lorsqu'il n'y a qu'une racine, elle est aplatie et en forme de coin. On y observe une gouttière qui règne dans toute sa longueur, et qui semble partager la racine en deux, ce qui ferait croire que ces dents seraient munies de deux racines soudées ensemble. Cette gouttière, à la première petite molaire, est plus apparente dans sa partie latérale qui touche à la seconde petite molaire, que du côté de la canine; sa racine est aussi moins plate et plus ouverte du même côté; il en est de même de la seconde petite molaire; quand ces dents se trouvent avoir deux racines, l'une est placée vers le palais et l'autre vers la joue.

Il y a, dans les trois grosses molaires, des différences remarquables: la première a plus de volume que la seconde, et ses racines sont aussi plus grosses, plus longues et plus écartées; sa face antérieure, qui forme l'interstice avec la dernière petite molaire, est plus large et plus aplatie que la postérieure; quant aux surfaces latérales, l'interne est plus ronde et moins large que l'externe.

La seconde et la troisième grosse molaire ont entre elles les mêmes proportions, et diminuent respectivement de volume et de largeur; la première et la seconde grosse molaire ont presque toujours trois racines; la troisième, dite *dent de sagesse*, n'en a souvent qu'une courte et pointue, ou bien elle a deux ou trois racines jointes ensemble, et qui retiennent serrée une portion de l'alvéole; c'est ce qui constitue la dent barrée.

A l'extrémité du corps ou de ce qu'on nomme la *couronne* de ces dents, on trouve des éminences et des cavités qui répondent à celles des dents de la mâchoire opposée; la disposition de ces éminences est telle que celles de la mâchoire inférieure entrent dans les enfoncements de celles supérieures, emboitement que la nature a bien disposé pour que les aliments soient mieux écrasés, moulus et broyés.

On ne trouve plus le même genre d'ajustage et d'emboitement dans la bouche des vieillards, parce que ces cavités et ces éminences s'usent par leurs longs services ; on voit aussi des personnes de trente ou quarante ans qui ont les dents usées jusqu'aux gencives par les effets des mouvements nerveux qui les font grincer les dents pendant le sommeil et souvent même dans la journée (1).

Les grosses molaires de la mâchoire supérieure ont presque toujours trois racines ; souvent il y en a deux qui sont fort rapprochées ou même couplées du côté de la joue ; l'autre, plus grosse, plus longue et plus ronde, est isolée vers le palais, et quelquefois si éloignée des deux autres qu'on a beaucoup de peine à ôter ces sortes de dents, surtout si les racines, à leurs extrémités, se renversent et font des crochets ; il en est de même des autres dents : les racines crochues sont assez communes dans l'une comme dans l'autre mâchoire.

Dans la mâchoire inférieure, il y a aussi quatre incisives qui correspondent en dessous des incisives supérieures ; elles sont plus petites, et surtout celles du milieu sont moins larges que les supérieures ; au contraire, celles qui avoisinent les canines sont un peu plus larges et plus longues ; on les distingue en médianes et en latérales : les médianes sont celles du milieu, les latérales celles qui sont contiguës aux canines. On peut encore désigner leurs

(1) J'ai disposé un appareil pour annuler les progrès de ces désastreux effets, en évitant la continuation des désordres que cette affection produirait aux dents et à la santé pour l'avenir. J'en donnerai une description dans la prochaine édition.

quatre faces, comme je l'ai fait pour les incisives et les canines supérieures, en antérieures, postérieures et latérales; il y a peu de différence dans l'explication avec celles supérieures, seulement, que leurs racines sont plates et minces.

Les canines inférieures diffèrent de celles supérieures, en ce qu'elles sont moins pointues, que leur corps est plus long et plus aplati, et que la face, tant du corps que de la racine du côté de la petite incisive, est beaucoup plus large et plus aplatie que la face opposée du côté de la molaire; on trouve quelquefois des canines qui ont deux racines, ce qui arrive aussi, mais plus rarement, à celles de la mâchoire supérieure.

Les deux petites molaires situées immédiatement à côté des canines sont différentes de celles d'en haut, en ce que les deux pointes mousses qu'on y remarque sont moins considérables et moins écartées; que leur corps est plus rond et que la partie latérale antérieure l'est moins que la postérieure; que leur racine, qui est unique et ronde, et qui, comme le corps de la dent, est un peu aplatie antérieurement, est communément plus longue que celles des petites molaires supérieures, la petite molaire d'en bas est aussi un peu moins grosse que la seconde qui la touche.

Les trois grosses molaires inférieures ont plusieurs choses qui les distinguent des supérieures; les deux premières n'ont que deux racines fort larges et plates, au milieu desquelles règne extérieurement une scissure ou gouttière qui divise souvent en deux parties séparées le cordon et le canal : ces racines ont toutes une autre situation que celles de la mâchoire supérieure; elles sont plantées dans l'alvéole par achevalement, l'une en avant et l'autre derrière, de façon que le plat de ces racines se trouve l'un antérieur et l'autre postérieur.

La première grosse molaire est aussi d'un plus gros volume que les deux autres; la même dégradation s'observe dans la deuxième et dans la troisième : ces dents de sagesse manquent quelquefois, mais elles ont ordinairement la couronne plus grosse que celle de dents supérieures; elles n'ont communément qu'une racine crochue, ou elles en ont deux jointes ensemble. J'en ai vu qui avaient quatre racines : ces dents sont presque carrées à l'extrémité de la couronne et sont fort couvertes par la gencive.

Ces molaires-ont, comme les supérieures, des éminences et des cavités qui s'enclavent avec celles d'en haut pour l'usage que nous avons expliqué, de même qu'aux dents supérieures, mais un peu plus; on distingue à l'extrémité de chaque racine un ou plusieurs petits trous servant de passage à trois petits vaisseaux différents, qui vont former ce qu'on appelle le cordon des vaisseaux dentaires; ce cordon parcourt le canal qui est creusé dans l'intérieur des racines et qui se répand dans la substance de la dent, pour y porter la nourriture convenable.

A mesure que ce cordon approche du corps ou couronne de la dent, il est grossi par les vaisseaux de la membrane qui revêt la racine, et ces vaisseaux sont des artères, des veines et des nerfs :, les artères viennent de la carotide externe, les veines de la jugulaire et les nerfs de la branche maxillaire.

Dans l'une comme dans l'autre mâchoire, les fosses alvéolaires sont séparées les unes des autres par des lames ou des espèces de cloisons plus ou moins épaisses, selon la nature des dents qui y ont pris naissance; ces gaines leur servent de soutien, en enclavant fortement les racines; c'est par cette cause qu'est produite la difficulté qu'on éprouve à arracher de certaines dents.

Moyens de guérir les Fluxions qui précèdent ou qui suivent l'Extraction des Dents.

Je ne parlerai pas des divers procédés avec lesquels on agit plus ou moins adroitement pour extraire les dents : c'est l'affaire des dentistes et des médecins; mais je puis ici poser des observations qui combattront victorieusement des erreurs trop accréditées contre l'extraction pendant la fluxion, préjugé qui apporte souvent de fort mauvais résultats.

Lorsqu'une dent gâtée l'est assez profondément pour que les nerfs soient à découvert, l'introduction de l'air suffit pour déterminer une fluxion. Je ne donnerai pas de conseils pour faire passer ce gonflement, qui peut devenir humoral, malgré toute médication, parce que la cause venant d'une ou de plusieurs dents cariées, les mêmes effets se reproduiront, et qu'une dent gâtée procure la perte de plusieurs autres, il vaut mieux la faire extraire, surtout quand on est jeune.

Quand la fluxion est formée, pourvu qu'on puisse ouvrir la bouche autant qu'il est besoin, il ne faut pas attendre qu'elle soit passée; en ôtant la dent, le sang que l'opération fait répandre, diminue sensiblement le gonflement, qui aurait pu durer une quinzaine de jours, ou bien si déjà l'humeur s'y est fixée, en ôtant la dent, l'abcès crève, et sort par l'alvéole; la place qu'occupait la dent sert d'émonctoire; ainsi l'on évite par ce fait, que l'abcès ait percé en dehors, et que la place, restant fistuleuse, ne défigure le visage par des cicatrices profondes; on empêche aussi que le séjour de la matière, ne fasse des progrès de désordre à la mâchoire. Il y a de plus que la dent est plus aisée à ôter, parce que ses racines sont relâchées par le pus qui les inonde; peu à peu la fluxion disparaît, parce que le dépôt se vide par l'ouverture que la dent laisse; peu d'instants après l'extraction on est soulagé; chacun peut le comprendre. Voici précisément le contraire, qui prouve la fausseté du préjugé vulgaire qui répète qu'on ne doit pas ôter une dent pendant que la fluxion dure.

Après l'extraction d'une dent, il n'est pas extraordinaire qu'il survienne une fluxion. Cet accident peut venir de plusieurs causes, soit par la disposition du sujet, soit par les éclats qui se font à l'alvéole ; par le déchirement de la gencive ou par les adhérences de l'alvéole avec les racines de la dent ; soit par la mauvaise conformation des racines mêmes, soit enfin parce qu'on se sera imprudemment exposé à un air trop froid après l'opération, ou bien encore lorsque la fluxion commençait à venir ; dans ce cas elle ne peut avoir de suite, malgré qu'elle se montrerait importante ; cela prouve visiblement que si on n'eût pas ôté la dent, la fluxion serait devenue si considérable, qu'elle ne se serait terminée que par un abcès.

C'est là le cas, pour soulager le malade, de lui conseiller de boire en abondance une tisane légère, soit d'orge, de houblon ou de cresson, de se tenir le ventre libre et de prendre quelques bains de pieds.

Pour amollir le gonflement et adoucir l'effet de la tension des fibres, on tiendra dans la bouche la préparation suivante : racine de guimauve, fleur de sureau, des figues grasses et des parties de pavot ; on fera bouillir le tout ensemble, et en le retirant du feu, on y joindra du lait ; on tiendra l'une des figues le plus longtemps possible sur la partie douloureuse. Lorsqu'on n'est pas à même d'avoir toutes ces substances réunies, on joindra l'une d'elles avec du lait très pur.

Il est important d'appliquer sur la joue le cataplasme suivant : faites bouillir une poignée de fleur de sureau, puis y joindre une quantité suffisante de farine de graine de lin, on peut y substituer la mie de pain; on fera bouillir le tout à consistance assez solide, et, étant mis bien chaud entre deux linges, on arrosera celui qui touchera la joue avec le plus possible d'eau-de-vie ou d'esprit-de-vin.

Soins de propreté indispensables pour la conservation des Dents.

Ce livre étant une instruction complète, je ne puis répéter trop souvent ce qui est important de pratiquer. Les parents, ou toutes autres personnes qui sont chargées de la conduite des enfants, ne peuvent les accoutumer de trop bonne heure à se nettoyer tous les jours la bouche; c'est une pratique dont dépend le bon état des dents, et qui produit de grands biens à tous ceux qui en font usage.

L'indication présente s'adresse à tous les âges et doit s'exécuter ainsi, soit par un dentiste, ou dans une famille par la mère envers ses enfants, ou le mari envers sa femme, et l'un et l'autre mutuellement.

Après s'être fait désincruster les dents du tartre qui les encerclait à leur collet, c'est-à-dire près des gencives, afin d'éviter la reproduction de cette substance, destructive autant qu'elle est sale et puante, chaque jour, principalement le matin, on devra, pour enlever l'enduit visqueux qui se dépose la nuit sur les dents, se les nettoyer soigneusement avec une brosse, ni trop molle ni trop dure, qu'on enduira d'une poudre dont je donnerai plus loin la composition, puis, après avoir brossé les dents en dedans comme en dehors, de droite à gauche et de gauche à droite, on agira de haut en bas et de bas en haut, afin que les poils de la brosse entrent dans les interstices, ou les entre-deux des dents, pour terminer cette opération; avec de l'eau tiède dans laquelle on aura versé quelques gouttes de l'eau anti-odontalgique, dont je joindrai la composition, pour raffermir les gencives et sécher les caries. On continuera de se nettoyer les dents en se rinçant bien la bouche avec cette préparation.

Ensuite, pour perfectionner le nettoyage, avec un cure-dents de plume, ce sont les meilleurs, on enlèvera toutes les parties alimentaires qui pourraient s'être fixées dans les entre-deux des dents. Cette opération, qu'on aura grande raison de pratiquer après chaque repas, sera fort aisée à convertir en habitude qui ne doit jamais être négligée.

Une erreur, qui est trop vulgairement répandue, fait craindre que le cure-dent soit capable de déchausser les dents, cependant rien n'est plus innocent, au contraire, et d'un usage plus indispensable ; car, on aura beau se rincer la bouche ou s'essuyer les dents, on ne fera pas sortir le limon qui s'engage et s'amasse dans les interstices ; or, les particules de limon, ainsi que celles de la nourriture que l'eau n'a pas détachées, s'attachent couche sur couche aux dents, principalement vers la racine ; à cette place les dents sont dépourvues d'émail ; par son séjour, cet amas devient acide par suite de corruption; cet acide pénètre la partie osseuse et ronge la dent ; c'est ce qui constitue la carie.

Quand cet amas n'a pas encore corrodé les dents, il ne se durcit pas moins. Cette concrétion augmente et comprime les gencives qu'elle engorge et qu'elle tuméfie ; elles restent saigantes et humorales. Ce tartre ronge aussi les bords alvéolaires qu'il détruit. C'est ce qu'on nomme *déchaussement*; les dents, étant privées d'une bonne partie des alvéoles, ainsi que de la fermeté des gencives, s'allongent ; n'ayant plus leurs soutiens assez solides, par suite de la dépression de leurs gaînes osseuses, les dents s'ébranlent et tombent d'elles-mêmes, emportant avec elles des masses de cette saleté qui prouve l'abus dans lequel la personne existe.

C'est ainsi qu'à l'âge de trente ans il y a des personnes qui perdent leurs dents sans se faire le moindre reproche de la négligence qu'elles ont eue de ne rien faire pour se les conserver saines, par les soins que l'art indique et dont elles ont ridiculisé l'usage, malgré qu'elles s'aperçoivent dans les autres de l'odeur infecte qu'exhale une bouche malpropre.

Par suite des erreurs populaires, qu'après tant de preuves on devra abandonner, quelle est la personne qui, après la lecture de ce livre, continuera de dire qu'il est dangereux de se faire nettoyer les dents, et surtout qu'il faut bien se garder de se faire saigner les gencives, et ne jamais se servir de cure-dents.

Mais le simple bon sens prouve que le danger n'est évident que quand on néglige de faire évacuer le sang qui n'a plus de circulation, car, lorsque les gencives sont engorgées de sang, son séjour seul peut lui faire contracter un vice capable d'accélérer la perte des dents, et produire des maladies scorbutiques dans la bouche ainsi que des affections nerveuses qui sont difficiles à guérir, et qui souvent ne tiennent leur origine que de la carie des dents ; ces nerfs étant à découvert se trouvent froissés par plusieurs causes, et l'on ressent des maux fort graves dans plusieurs parties de la tête.

Une attention que je recommande encore à ceux qui veulent se préserver des désagréments énoncés ci-dessus, c'est de ne jamais faire succéder une substance très chaude à une froide, et encore moins une froide à une chaude, parce que ces deux extrémités causent des désordres très graves;

la chaleur en dilatant les vaisseaux, et le froid en coagulant les liqueurs qui circulent dans les vaisseaux dentaires.

Une cause qui paraît très innocente et qui produit de très pernicieux effets, c'est de mordre dans des fruits à moitié cuits et très chauds, tels que des pommes qu'on met cuire sur les cendres ou de toute autre manière. Le jus acidulé de ces fruits, qui souvent ne sont pas mûrs, se concentre avec la chaleur, il s'établit une fermentation dont la causticité dissout en peu de temps l'émail des dents. C'est ce qui fait que beaucoup de personnes perdent leurs dents même lorsqu'elles sont très jeunes.

Les personnes les plus encroutées dans leurs préjugés ridicules, ne pourront nier qu'il est notoire que, si on ne fait rien pour arrêter les progrès des effets destructeurs dont j'ai parlé, ayant tout leur empire, on se trouve la bouche dégarnie de ces charmants instruments dont, consciencieusement, on ne peut s'empêcher de regretter la possession dans leur état de santé.

Il faut aussi s'abstenir de dénouer des nœuds avec ses dents, sous peine de les ébranler; on ne doit pas casser avec ses dents des fruits durs et tout ce qui a de la résistance, comme noix, noisettes ou noyaux, afin de ne pas en affaisser les fibres osseuses, d'y occasionner des éclats ou des félures, et conséquemment la carie, en un mot de s'exposer aussi à les luxer.

Il n'est pas moins pernicieux pour les dents de faire usage de toutes les drogues qu'indique chaque particulier, car chacun possède des remèdes immanquables; on en essaye beaucoup, et si, à la fin, le mal arrête son intensité, on croit que c'est le dernier qui a opéré cette guérison; mais la plupart de ces ingrédiens font casser non seulement les dents dont on souffre, mais encore celles qu'ils ont touchées.

C'est ainsi qu'on s'arrange pour perdre toutes ses dents, ce qui n'a pas lieu sans souffrances réitérées.

Il est aussi très dangereux d'employer les drogues que débitent les charlatans, sous divers noms, auxquelles drogues ils donnent la vertu d'ôter les douleurs que font ressentir les maux de dents, ainsi que pour les empêcher de se gâter ou de se déchausser; ils vont même jusqu'à dire, et la chose est impossible, que leurs drogues font recroître les gencives.

Ordinairement, si les drogues ne sont pas d'un effet nul, elles détruisent souvent les dents ainsi que les gencives.

Maintenant, par la possession de cet ouvrage, toute personne pourra se guider dans les soins à donner à sa famille ou à soi-même; on aura la connaissance détaillée des causes et des effets, ainsi que la connaissance de l'efficacité des substances qu'on emploiera pour l'assainissement de la bouche; on les préparera soi-même; on ne craindra pas d'être trompé.

Voici la composition d'une poudre dont les propriétés sont absorbantes, résolutives, astringentes et fortifiantes, et d'une eau anti-odontalgique qui est appropriée pour toutes les affections des dents et de la membrane buccale; on doit l'employer aussi bien quand on a les dents et les gencives saines que lorsque les unes et les autres sont attaquées à la fois, ou plus souvent dans les grands cas.

Il faut avoir un assez grand bocal pour contenir jusqu'à sa moitié deux litres d'esprit-de-vin à quarante degrés; cette quantité d'esprit y sera mise préalablement; on y mêlera :

Cent vingt-cinq grammes de quinquina.
Ratania : cent vingt-cinq grammes.
Pirèthre : cent vingt-cinq grammes.

Ellébore : soixante-trois grammes.

Girofle : soixante-trois grammes.

Toutes ces poudres doivent être parfaitement impalpables. On bouchera avec soin le bocal, et on le mettra dans un endroit chaud; on remuera le tout plusieurs fois par jour, et, après huit à dix jours de coction, on laissera reposer la liqueur deux autres jours, puis on décantera, c'est-à-dire on transvasera cette liqueur dans un autre bocal, ensuite on ajoutera cinq grammes d'essence de menthe fine, ou toute autre huile essentielle, et, après l'avoir bien bouché, jusqu'au lendemain, on peut introduire cette liqueur dans des flacons moins grands.

Cette eau servira pour soulager et guérir des douleurs qu'on éprouve par la carie des dents; on trempera dans cette teinture un peu de coton qu'on appliquera dans la dent gâtée.

Quand on s'en servira pour les maladies des gencives selon leur intensité, on en mettra une plus ou moins grande quantité dans de l'eau tiède pour se rincer la bouche, soit en se nettoyant les dents et en en gardant dans la bouche, en forme de bain, plus ou moins souvent, ce qu'on peut faire aussi contre les maux de dents. Cette eau séchera les caries, détergera les gencives, leur donnera plus de fermeté, en rétablissant la circulation.

Pour ce qui est de la poudre, pour l'employer selon ses qualités, on la mettra dans un vase, sur un feu doux, pour faire évaporer l'esprit qui reste, et quand la poudre sera bien sèche, on écrasera les matons, puis on y joindra soixante-cinq grammes d'iris de Provence en poudre; si on veut la rendre plus consistante, on y joindra pareil poids de poudre de corail; on pulvérisera le tout ensemble avec soin, puis on passera cette poudre au tamis de soie très fin.

Voici la composition d'une Pâte calmante et oblitérante qui durcit dans les Dents et qui peut momentanément remplacer le plombage.

Les personnes qui ont des dents fort gâtées, lesquelles leur font ressentir des douleurs qui troublent leur tranquillité, lorsqu'elles n'osent pas s'en faire délivrer, par l'extraction, elles peuvent user de cette pâte, qui calme et souvent guérit les maux que produit l'irritation des nerfs dentaires.

On prendra la quantité qu'on voudra de l'eau anti-odontalgique, ou de l'esprit-de-vin à quarante degrés ; si on n'a pas de cette eau; dans ces deux cas, on joindra autant d'éther, puis, dans cette liqueur, on y mettra dissoudre de la résine blanche qu'on écrasera; lorsqu'elle sera dissoute, on se débarrassera de tout le superflu du liquide ; puis on joindra dans la partie épaisse, si elle est équivalente à un demi-verre ordinaire, deux grammes de camphre en poudre et trois grains d'opium purifié.

On fera bien d'employer à cet usage un petit bocal, qu'on peut très bien boucher pour éviter l'évaporation lorsqu'on s'en servira. On nettoyera bien la cavité de la dent, puis on trempera du coton dans cette pâte, et on l'introduira, ayant soin de ne pas trop emplir la cavité, et de renouveler souvent lorsqu'on souffre.

Voici la manière que j'emploie pour nettoyer les dents, sans ébranler celles qui sont les plus chancelantes et sans fatiguer le sujet; chacun peut la pratiquer de même que moi.

C'est l'opération la plus simple en apparence, que celle de débarrasser les dents du tartre qui les couvre; mais, quelle que soit la facilité qu'on pense y trouver, elle exige de l'intelligence, de l'attention, et surtout beaucoup de légèreté des mains.

Pour mieux faire comprendre à la personne qui veut pratiquer sur ses enfants ou sur d'autres, j'assimile les gens qui sont craintifs ou sensibles à ceux qui ont les dents délicates ou branlantes, et lorsqu'il y a beaucoup de tartre.

Il faut commencer par le fendre, afin de l'enlever plus facilement, ce qui se fait sur la face extérieure, de bas en haut, à la mâchoire d'en bas, et de haut en bas, à la mâchoire supérieure, et à toutes deux, à partir de la gencive, avec un instrument cerclé et tranchant; on le nomme divise-tartre; il ressemble à un déchaussoir.

Il est toujours mieux de commencer l'opération par la mâchoire supérieure, parce qu'elle est ordinairement moins chargée de tartre que l'inférieure; le sujet, par ce moyen, est moins impressionné; il s'accoutume plus vite à ce travail; mais si l'on commençait par la mâchoire inférieure, la quantité quelquefois prodigieuse de tartre qui se trouve à certaines personnes, peut rendre l'opération plus laborieuse, les épouvanter ou leur faire perdre courage.

Le dentiste adroit, ou toute personne qui le remplace, afin d'opérer avec dextérité, placera le sujet sur un fauteuil genre Voltaire, ou tout autre à dossier haut, pouvant soutenir la tête; il se placera du côté droit, et mettra son bras gauche par-dessus la tête du sujet; avec l'index de la main gauche, il relève la lèvre supérieure et découvre les dents de cette mâchoire, tandis que le doigt du milieu est appuyé sur l'extrémité de la dent sur laquelle on travaille; on tient l'instrument de la main droite, on porte la pointe et le tranchant sur la dent, au défaut des gencives; on fend le tartre de haut en bas, on le détache ensuite, on l'enlève de dessus la dent par des petits mouvements de gauche à droite, et non pas de bas en haut.

On suit, pendant toute l'opération, la même méthode sur toutes les dents, les unes après les autres, sans changer d'attitude; quand on ôte le tartre du côté droit, on fait tourner la tête du sujet de droite à gauche; on l'appuie légèrement sur soi, ensuite on porte le second doigt sur la commissure des lèvres, ainsi que l'on a fait lorsqu'on nettoyait les dents du fond de la bouche, au côté gauche, en faisant presque fermer la bouche, afin que les lèvres et les joues prêtent davantage, pour faciliter l'enlèvement du tartre sur les petites comme sur les grosses molaires, jusqu'à la plus éloignée, en enlevant toujours le tartre de la même manière, en soutenant les dents, surtout si elles sont faibles, avec le doigt du milieu, que l'on glisse pour cet effet sur l'extrémité de leur couronne, tandis que l'index écarte les joues et l'ouverture des lèvres.

Après avoir enlevé tout le tartre de la face antérieure de la mâchoire supérieure, on passe à la face intérieure. Il est rare qu'il s'en trouve beaucoup, vu sa position en pente et le frottement continuel de la langue; cependant, quand une dent gâtée ou autre cause, laisse dans l'œuvre de la mastication un côté de la bouche dans l'inaction, le tartre s'y amasse beaucoup plus; dans ce cas, on l'ôte avec les mêmes précautions en le fendant avec le divise-tartre, et on l'emporte avec l'enlève-tartre.

Cela fait, on prend le cure-dents d'acier pour dégager et faire sortir toutes les particules du tartre qui se sont introduites dans les parties latérales, c'est-à-dire entre les dents.

Lorsqu'on s'occupe de la mâchoire inférieure, on ne doit pas oublier que les dents incisives sont plus faibles et plus sensibles; qu'elles sont souvent chancelantes et toujours fort incrustées de tartre; toutes celles du bas le sont aussi davantage. Il faut ne pas négliger de mettre le pouce sur le haut des dents, afin de les maintenir et les préserver de tout choc; il faut redoubler de soins pour en nettoyer l'intérieur, car ici la langue fait un obstacle gênant et c'est par là que le tartre produit, avec plus de célérité, le déchaussement.

Pendant l'action du nettoyage, on peut visiter les dents les unes après les autres, et, quand il s'en trouve quelques-unes qui sont, même légèrement, atteintes de carie, on doit y faire remédier aussitôt; on le fait soi-même sur d'autres, soit en les séparant et en détruisant la carie par l'enlèvement ou l'assainissement des parties nécrosées avec une petite lime disposée à cet effet; la dent étant débarrassée de tout ce qui est gâté, se trouve assainie, et la cautérisation assure la conservation, ou bien encore en les plombant, si la disposition des cavités le requiert, ou si l'absence de sensibilité le permet.

On ne doit pas craindre, et même il est nécessaire, quand les gencives se trouvent surchargées de sang, de les dégorger, en les faisant saigner, soit avec le cure-dents d'acier ou avec une lancette, et de les comprimer avec un linge fin jusqu'à ce qu'il n'en sorte plus de sang; ensuite l'usage de l'eau anti-odontalgique et la poudre, dont les effets les fortifieront, étant employés sans négligence, avec la pratique des préceptes qui sont indiqués, les maladies des gencives et peut-être des dents, ne reparaîtront plus.

Précautions à observer avant de plomber les Dents, manière de bien les plomber, et moyens de remédier aux accidents lorsqu'elles ont été plombées mal à propos.

Très communément on s'imagine qu'une dent gâtée

ne doit être plombée que quand elle fait ressentir de la douleur; appuyé sur cette tromperie, tant qu'on ne ressent pas de mal, on ne s'occupe pas de ses dents; malgré qu'on s'aperçoive que plusieurs se gâtent, on en reste là; mais, plus tard, le mal vient, on attend qu'il se passe; puis, pressé par la souffrance, on vient à cette extrémité trouver le dentiste; on refuse l'extraction, parce qu'on veut faire plomber ses dents, ne pouvant plus supporter les maux qu'elles causent; on se figure alors que quand les caries seront bien bouchées, l'air, ne frappant plus les nerfs, ils cesseront d'être sensibles.

Rarement l'opération du plombage fait cesser le mal; le simple bon sens doit faire penser que lorsque le nerf est à découvert, il se trouve irrité et gonflé soit par les fluides intérieurs qui le compriment ou par la pesanteur de l'air, ou autres causes.

Ordinairement, quand on plombe une dent qui est douloureuse, loin de diminuer les douleurs, souvent elles augmentent, parce que le plomb qu'on introduit, à son tour comprime les nerfs, et cause des souffrances insupportables. Je ne conseille pas de faire usage de cette opération dans le cas dont nous venons de parler, c'est-à-dire quand on ne peut plus se servir d'une dent pour manger dessus.

Mais que d'avantages, au contraire, on se procure en faisant limer ou assainir une dent dont la carie n'a pas encore assez de profondeur pour devenir douloureuse; en faisant plomber ses dents à propos, on arrête les progrès de la carie, parce qu'on empêche les aliments d'aider à corrompre la dent; étant plombée, elle ne rend plus d'odeur, et elle ne peut plus gâter ses voisines, parce que le cours de la carie est arrêté : les dents creuses se trouvent fortifiées, parce que le métal qu'on y introduit empêche qu'elles ne se cassent en mangeant.

Dans tous les cas où se trouve une dent gâtée sur laquelle on mange sans ressentir aucun mal, voici la manière qu'il faut employer pour la plomber : il faut, à l'aide de plusieurs petits instruments fort déliés, et dont l'extrémité doit être recourbée en forme de clou à crochet, le manche doit être assez long pour pouvoir atteindre les dents au fond de la bouche; avec l'un de ces instruments, il est exigible d'ôter dans l'intérieur de la cavité toutes les partie molles, et ensuite d'introduire dans cette cavité un peu de coton imbibé dans l'eau anti-odontalgique, afin de mieux enlever les particules de carie qu'on a détachées de la dent, ce qu'on doit recommencer plusieurs fois de suite; quand cette cavité est bien dégagée des parties gâtées, on l'essuie avec du coton sec, et on laisse le dernier dans le trou, jusqu'à ce qu'on soit prêt à y introduire soit du plomb, de l'étain, du platine, de l'or, ou les substances dont j'expliquerai la composition.

Quand le trou de la dent est bien séché, qu'il n'y a plus de salive, on y place l'un des quatre métaux ci-dessus, qu'on maintient avec la main gauche. Supposons que nous plombons (si c'est avec de l'or, le mot doit être *orifier*) une grosse molaire du côté droit, on doit appuyer la tête du sujet sur sa poitrine; puis, ayant à la main droite l'un de ces instruments désignés ci-dessus, appelé *fouloir*, on fait entrer avec force le métal, en le piquant de manière à le contraindre à se bien fouler et de se loger jusque dans les plus petits recoins de la cavité, pour en oblitérer toutes les issues.

On aura soin d'éviter que ce métal n'excède pas le niveau de la dent.

Lorsqu'une dent est plombée de cette manière, on peut la garder toute sa vie sans crainte. J'ai vu une grosse molaire de la mâchoire supérieure de l'un de mes clients, dont la cavité était au milieu de la couronne, et dont l'oblitération avait été pratiquée, il y a trente ans, et à laquelle, par une prévoyance louable, on m'a fait changer le métal pour y mettre de l'or.

Lorsque dans les parties latérales des incisives, des canines et des petites molaires, la carie est parvenue à découvrir le canal, et si l'on craint, en emportant la carie avec la lime, de trop affaiblir l'une de ces dents, il faut s'en tenir à en oblitérer la cavité ; on fait, de même qu'il a été dit, avec l'un de ces instruments une place convenable pour la garnir suffisamment, ensuite, en donnant la préférence à l'or ou au platine, lesquels métaux ne noircissent pas, on emplit le trou avec le plus de soin possible.

Lorsqu'avec l'un des instruments dont j'ai parlé on travaille à dégager les parties molles et cariées d'une dent, si elle se trouve sensible et, qu'en la bourrant de coton, le sujet ressente une douleur vive, il ne faut pas plomber cette dent ; il faut, en la guérissant, la rendre insensible, soit par l'usage de l'eau anti-odontalgique ou de ma pâte calmante, ou, pour en finir plus tôt avec cette sensibilité, la faire cautériser. Pour cette opération, on emploie un instrument à peu près semblable à ceux pour plomber.

L'ayant fait rougir à la flamme d'une lampe à esprit-de-vin ou d'une grosse bougie, on le promènera plusieurs fois dans la cavité de la dent malade, tant pour sécher la carie, en arrêter les progrès, que pour la rendre insensible à la mastication, au chaud et au froid. On renouvellera ces opérations, qui deviendront de moins en moins douloureuses, jusqu'à l'obtention de l'insensibilité complète ; c'est alors qu'on plombera la dent, quelques jours après.

Dans le cas où une dent serait douloureuse et que l'on aurait le tort de ne pas vouloir se soumettre aux opérations de la cautérisation, je joins ici la composition d'une pâte minérale qui se durcit très bien dans la dent, et qui laissera la faculté de l'enlever par morceaux avec une lame de canif; si la présence de ces métaux augmentait par trop la douleur, et, lorsqu'elle sera passée, on recommencera à combler la dent.

On mettra, soit dans le creux de la main ou dans autre chose, gros comme un petit pois de mercure très pur; on y joindra un peu plus que cette quantité d'une dissolution d'argent, ou, pour la remplacer, on aura de la limaille très fine, impalpable, d'argent pur s'il est possible. Après plusieurs minutes de macération en tous sens, on mettra cet amalgame dans un linge, puis on fera, en le pressant beaucoup, sortir le plus possible de vif-argent dont l'excès devient inutile.

Avec toute la même symétrie que j'ai enseignée plus haut, après avoir essuyé l'humidité, on présentera cette boule sur l'orifice du trou, et, avec l'introducteur ou le fouloir, en appuyant légèrement, on emplira cette cavité autant qu'on voudra, car la dent correspondante prendra facilement sa place; quelques heures suffisent pour que cette préparation se durcisse et fasse corps avec la dent.

Observations sur les divers genres de Dents artificielles ou prothèses dentaires.

Les dents artificielles ou factices rendent presque autant de services que les dents naturelles; elles redonnent cet air de jeunesse dont les hommes ne sont pas moins jaloux que les femmes, et font disparaître à l'instant cette vieillesse anticipée qu'amène l'absence de plusieurs dents par l'affaissement des muscles de la joue ou des lèvres. Elles empêchent aussi de cracher, en parlant, au visage de ceux qui nous approchent. Elles rendent la prononciation nette et distincte, et soulagent par conséquent la poitrine, en ce que l'air en sort avec moins d'affluence et qu'on fait moins d'efforts pour parler.

Les dents artificielles sont encore d'un très grand secours pour manger, surtout quand il reste quelques racines, dont on ne souffre pas, qui puissent leur servir de bases solides ; car alors, s'étayant réciproquement, elles font dans la mastication la même résistance que faisaient les dents naturelles. Il faut donc encore reconnaître ici le tort qu'on a quand on dit, que pour se faire poser des dents il faut faire extraire toutes les racines qui restent ; c'est encore le contraire, car lorsqu'il ne reste point de racines qui servent d'appui à la pièce de dents factices, on a, dans les premiers jours, de la peine à s'accoutumer aux efforts que la mastication fait faire sur la pièce dont le talon embrasse les gencives, ce qui les comprime et les rend sensibles ; mais elles s'endurcissent en peu de jours, et l'on parvient à manger, par leur aide, beaucoup mieux que si les gencives étaient nues.

Les dents factices, qui sont faites avec de l'ivoire, ne sont pas de longue durée. Ordinairement on ne s'en sert que pour un dentier complet, lorsque le sujet veut ménager sa bourse. Cette matière spongieuse jaunit beaucoup dans la bouche. Celles qui sont osanores, c'est-à-dire en vieux style les grosses défenses de l'hippopotame ou cheval marin, coûtent plus cher, mais sont aussi de meilleur service et de la couleur convenable. Quand on en a fait un beau choix, cette substance ne jaunit pas et sympathise avec les plus belles dents naturelles, desquelles elle remplace la solidité.

Les pièces faites avec l'hippopotame, au nombre de

n'importe combien de dents, sont légères et souples, et, quand elles sont ajustées à la bouche avec soin, elles tiennent très solidement aux dents auxquelles elles prêtent un puissant appui. Cette matière ne peut donner aucune odeur, car, lorsque le travail est bien perfectionné, on peut ôter ces pièces pour les nettoyer et les remettre facilement, sans diminuer leur solidité, ni altérer en rien celles qui les supportent.

On fait aussi des dents factices en pâte de porcelaine, dite *pâte minérale*, qu'on nomme incorruptibles. On peut les assortir à la couleur convenable; elles imitent très bien la nature. Ces dents peuvent avoir l'inconvénient de se casser dans un choc assez important, mais les personnes prudentes se font faire deux pièces pareilles pour ne pas être au dépourvu en cas d'accident. Ces sortes de dents se montent sur des bases d'or, de platine ou d'argent, selon l'élévation du prix consenti. Ces sortes de pièces ont besoin plus que toutes autres de posséder une régularité d'ajustage complète, afin qu'elles soient en rapport, sans aucun choc, avec les dents qui correspondent avec elles, parce qu'elles sont fortement ou négligemment maintenues par des cercles de métal qui embrassent plus ou moins de dents appartenant au sujet, lesquelles on doit protéger.

Je place ici consciencieusement ces observations, afin qu'on se mette en garde contre les déplorables effets que produit la mauvaise confection d'une pièce quelconque, à laquelle la négligence de soins urgents a présidé, parce qu'elle devient toujours préjudiciable aux dents qui y touchent, et encore plus à celles qui la soutiennent. Il est fâcheux que je sois obligé de dire qu'à Paris même il y a peu de dentistes qui soient capables de la perfection de ce travail, qui nécessite une grande appréciation et une patience mutuelle avec le sujet. Mais quand une pièce est bien ajustée, elle soutient et solidifie les dents qui chancèlent et remplace exactement les dents qu'on a perdues.

On se sert aussi avec succès des dents humaines. On les adapte aussi soit sur des bases d'hippopotame, d'or ou de platine. Elles sympathisent encore mieux avec celles qu'on possède, parce qu'elles sont tout à fait l'œuvre que la nature a désignée. Il y a des personnes qui ont du dégoût à se servir d'une dent qui a brillé dans la bouche d'une autre. Que ces personnes se rassurent. Les dents humaines sont d'ailleurs toutes choisies, et, afin de pouvoir être ajustées et travaillées sur toutes les faces, elles sont plusieurs fois passées dans l'eau très chaude, avant qu'elles soient capables d'être placées dans leur bouche ; elles sont alors purifiées et ne peuvent inspirer aucune crainte.

Pour parler de toutes les manières qu'on emploie pour placer les dents artificielles, quand les dents qu'on veut remplacer ont des racines saines et solides, on s'en sert pour y enter un tenon ; cette manière est la plus simple et la plus agréable, car lorsque les dents qu'on pose ainsi sont de premier choix de dents humaines, elles ne diffèrent en rien des autres, et il devient impossible, même à un dentiste, de distinguer celles qui sont de rapport. Il est bon d'observer que rarement ce genre d'implantation n'a lieu que pour les incisives et les canines de la mâchoire supérieure, car les autres dents n'ont pas le canal approprié pour recevoir un tenon.

Les dents à tenon sont vraiment les plus solides ; elles offrent moins d'inconvénients, s'approchent mieux de la nature, et ne peuvent pas nuire à leurs voisines; mais elles font payer une sorte de tribut dont peu de personnes sont exemptes : ordinairement on ne souffre pas dans l'opération du perforage de la racine, dont le canal, presque toujours, est creux pour recevoir le tenon ; c'est ordinairement vingt-quatre heures après, ou même dès le lendemain, que l'on commence à sentir quelques douleurs, causées par une tension, qui ne fait qu'augmenter pendant deux ou trois jours ; il se forme une fluxion plus ou moins forte, selon la position du sujet, ou suivant qu'il a négligé de faire les remèdes convenables, soit pour la détourner, soit pour l'adoucir.

Pour se préserver de ces fluxions, il faut, aussitôt que les dents sont posées, continuer à tenir de temps en temps dans sa bouche, en façon de bain, une préparation, à la dose d'un demi-verre d'eau tiède, dans laquelle on mettra deux fortes cuillerées d'eau anti-odontalgique, et on aura soin, pendant les premiers jours, de se donner le plus de mouvement qu'on pourra.

Si, malgré l'emploi de ces soins, l'inflammation des périostes dentaires ou alvéolaires, ou des fibres nerveuses et sanguines soit à cause de la présence des tenons ou de leur plénitude naturelle, continuait, en faisant ressentir des douleurs lancinantes, ou qu'on voie s'élever sur la gencive une éminence cônique, c'est alors qu'il faut, dans le but de diminuer l'intensité du mal et pour en abréger la durée, suspendre l'usage de l'eau anti-odontalgique, dont l'astringence cesse d'être utile ; on y substituera les bains de bouche émollients et adoucissants ; on fera aussi usage des cataplasmes dont la composition est décrite à la page 32. On s'en servira pour l'appliquer sur la fluxion, étant dans les mêmes dispositions, afin de relâcher les fibres, qui sont alors engorgées par des fluides humoraux.

Ces fluxions se terminent assez souvent par un petit abcès à la gencive, et quand la matière a pris son cours, le malade est bientôt guéri; ainsi, lorsqu'on s'aperçoit qu'une tumeur blanchâtre paraît sur la gencive, il faut faire jour à la matière par une incision assez profonde; cette fluxion ordinairement n'a lieu que la première fois qu'on se fait mettre des dents de cette manière; lorsqu'on les renouvelle, il n'y a plus rien à craindre.

L'expérience prouve, dans le cours de cet ouvrage, que lorsqu'on s'est laissé priver de ses dents, on fait très bien de les faire remplacer par des dents artificielles, dans les meilleures conditions qui sont relatées plus haut, pour équivaloir à celles qui manquent.

On fait bien aussi de se rappeler les désagréments que d'autres ont ressentis, ou qu'on a subis pour perdre ses dents, afin de s'occuper de la conservation, ne serait-ce que d'un très petit nombre qui reste, dont on ne souffre pas, parce qu'il vaut beaucoup mieux en posséder quelques-unes que d'en être entièrement dépourvu.

Je le répète en terminant : puisque les soins pour la conservation de ces inappréciables organes coûtent si peu à pratiquer, et que leur possession à l'état de sainteté dépend de soi-même, on doit donc se blâmer de ne pas se prémunir contre toutes les disgrâces, qui sont endurées par un nombre immense de personnes, par suite de leur négligence ou des erreurs dont j'ai parlé.

Maintenant, qu'on est suffisamment éclairé sur les causes qui détériorent les dents, et qu'on ne peut nier l'efficacité des procédés qui sont démontrés dans ce livre, s'il y a encore des personnes qui veulent s'opiniâtrer dans leurs préjugés, tant pis pour elles; leurs conseils ne sont pas bons à être suivis.

Enfin, ceux qui comprennent la valeur de ce précepte: « maintenir ses dents saines, c'est conserver sa santé bonne, » doivent mettre en usage les indications ci-incluses, ainsi que leur famille; ils trouveront l'avantage de s'épargner tous les désagréments qu'on ressent pour perdre ses dents, et ceux bien aussi redoutables qu'on éprouve quand on n'en a plus.

FIN.

Paris. — Impr. d'Émile Allard, rue d'Enghien, 14.

www.ingramcontent.com/pod-product-compliance
Ingram Content Group UK Ltd.
Pitfield, Milton Keynes, MK11 3LW, UK
UKHW020436180726
13839UKWH00004B/1515